Ce qu'il faut savoir sur l'hypertension artérielle

Expliqué simplement

Ce qu'il faut savoir sur l'hypertension artérielle

Expliqué simplement

Dr Noura Marashi

Docteur en pharmacie

Du même auteur

Livres et fascicules :

Je réponds à vos questions, Tome 1, collection Pharmaquiz 2018.

Ce qu'il faut savoir sur la douleur et les antidouleurs, collection Expliqué simplement, Pharmaquiz, 2019.

Ce qu'il faut savoir sur le diabète de type 1 et 2, collection Expliqué simplement, Pharmaquiz, 2019.

Chaine Youtube / Réseaux sociaux :

Chaine Youtube : Pharmaquiz disponible sur https://www.youtube.com/channel/UC3CzlCm-0Yh7-1YM6K2SfVg

Facebook : Pharmaquiz et Noura Marashi

Instagram : Pharmaquiz et Noura Marashi

Sommaire

Biographie

Noura Marashi est née et a grandi en région parisienne. Apres l'obtention de son doctorat d'état en pharmacie avec mention très bien de l'université René Descartes Paris-V, elle décide de se consacrer à l'information dans le domaine de la santé et du bien-être. Elle touche des centaines de milliers de personnes par sa chaîne Youtube Pharmaquiz et ses réseaux sociaux.

Cette jeune entrepreneuse et youtubeuse au parcours atypique crée le nouveau service de santé en France Pharmaquiz.

Elle n'hésite pas à aller au bout de ses idées et de ses convictions pour venir en aide, informer et surtout rassurer un maximum de personnes en réalisant des conférences, vidéos, articles, fascicules et livres sur les différentes thématiques de santé (maladies, médicaments, bienfaits des fruits, légumes, plantes…)

« Mon objectif est d'informer un maximum de personnes avec un langage simple et compréhensible afin de les rassurer mais aussi prévenir un grand nombre de maladies et de complications. Je suis persuadée que comprendre sa maladie et ses traitements, c'est faire le premier pas vers la guérison. » *Noura Marashi*

Introduction

L'hypertension artérielle est une maladie chronique, elle accompagne la personne tout au long de sa vie.

En France, elle touche 1 adulte sur 3 entre 18 et 74 ans.

Environ 14,5 millions de personnes souffrent d'hypertension artérielle dans notre pays (25 % d'hommes et 15 % de femmes).

La moitié des personnes qui souffrent de cette maladie n'en ont pas conscience et ne sont donc pas traitées correctement.

L'hypertension artérielle est l'un des principaux facteurs de risque (élément favorisant) d'apparition de maladies cardiovasculaires, rénales et d'accident vasculaire cérébral.

Elle se manifeste le plus souvent à partir de 40 ans et par une prise de poids excessive.

1. Le cœur, un organe vital

Pour bien comprendre l'hypertension artérielle, il est important de connaître le fonctionnement du cœur, appelé également muscle cardiaque.

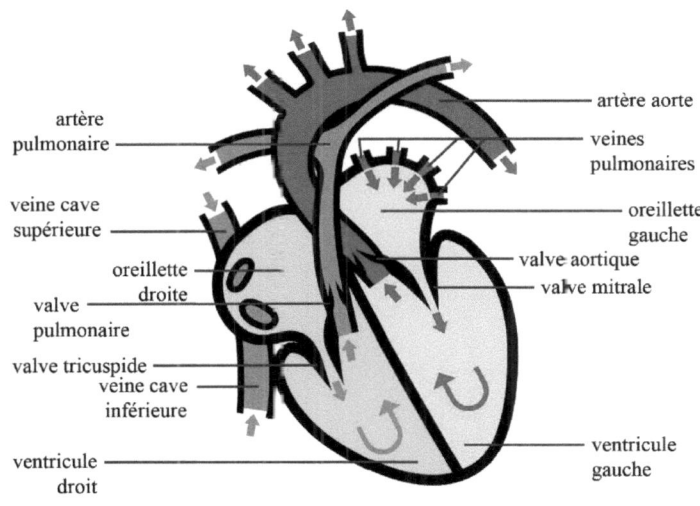

Schéma de l'anatomie du coeur et de la circulation du sang

Cet organe a un rôle fondamental dans le contrôle de la pression artérielle.

Le cœur est un muscle constitué de deux parties principales :

- Le cœur droit.
- Le cœur gauche.

Ces deux parties sont composées de deux cavités :

- Les oreillettes en haut du cœur.
- Les ventricules en bas du cœur.

Pour simplifier, le cœur droit reçoit, au niveau de l'oreillette droite, le sang pauvre en oxygène déversé par des veines appelées veines caves (inférieures et supérieures). Ensuite, ce sang descend progressivement en passant par un système de valve (valve tricuspide) au niveau de la cavité inférieure, appelée ventricule droit. Il est ensuite projeté au sein de l'artère pulmonaire pour retourner au poumon et se remplir d'oxygène. Le sang alors oxygéné revient au cœur à travers la veine pulmonaire. Il est déversé au sein de l'oreillette gauche, il passe un deuxième système de valve (valve mitrale) pour descendre dans le ventricule gauche et aller au sein de l'aorte, artère distribuant le sang à l'ensemble de l'organisme.

Le cœur est donc assimilé à une pompe mécanique qui effectue des mouvements de contractions (systoles) et de relâchements (diastoles) successifs.

Ces mouvements sont sous le contrôle d'impulsions électriques naissant au niveau d'un point situé en haut de l'oreillette droite ; ce point est appelé nœud sinusal. Les impulsions électriques permettent la contraction de l'oreillette droite et la circulation du sang vers le ventricule droit. L'activité électrique se propage au niveau d'un deuxième point appelé nœud auriculo-ventriculaire qui transmet la décharge électrique à l'ensemble du ventricule droit, provoquant ainsi sa contraction et l'envoi du sang au sein de l'artère pulmonaire.

Cette activité électrique est aussi transmise à la partie gauche du cœur via des fibres nommées fibres de conduction. Elle entraîne la contraction du ventricule gauche, permettant à l'aorte d'envoyer le sang oxygéné à l'ensemble du corps.

L'électrocardiogramme, ou ECG, est un examen permettant de visualiser le bon fonctionnement de l'activité électrique du cœur.

Le rythme des contractions est donné par les battements cardiaques. Le nombre de battements par minute (bpm) est appelé fréquence cardiaque.

Elle est en moyenne de :

- 60 à 100 bpm au repos chez un adulte.
- 90 à 120 bpm chez les nouveau-nés.

Il faut savoir que la fréquence cardiaque varie en fonction des conditions de la personne. Elle peut augmenter rapidement lors d'un effort physique ou à la suite de certaines émotions (stress, nervosité…), provoquant la libération d'hormones telles que l'adrénaline.

La pression ou tension artérielle mesure la pression du sang exercée sur les parois des artères lors de l'irrigation du sang du cœur vers les organes.

2. Qu'est-ce que l'hypertension artérielle ?

L'hypertension artérielle correspond à une augmentation fréquente et régulière de la pression sanguine au niveau des artères, ce qui peut provoquer de très lourdes complications touchant le cerveau, le cœur, les reins et les yeux.

La tension artérielle se mesure via un tensiomètre qui peut se placer au niveau du bras ou du poignet.

Le premier chiffre donné par le tensiomètre se situe entre 100 et 140 mmHg. Il correspond à la pression systolique, c'est la pression du sang oxygéné lorsqu'il est éjecté de l'aorte vers l'ensemble de l'organisme au moment de la contraction du cœur. Le second chiffre se situe généralement entre 60 et 90 mmHg. Il correspond à la pression diastolique, c'est la pression du sang lors de la phase de relâchement du cœur.

Si la tension artérielle est supérieure à 140/90 mmHg fréquemment, à différents moments de la journée et sur plusieurs jours, il s'agit alors d'une hypertension artérielle. Il sera recommandé de consulter un médecin le plus rapidement possible afin d'y remédier et d'éviter ainsi les nombreux dégâts qui pourraient apparaître.

Il est intéressant de savoir que la pression artérielle augmente naturellement avec l'âge de la personne.

3. Les causes et les symptômes de l'hypertension artérielle

Les causes de cette maladie ne sont pas réellement identifiées. Elle peut faire suite à un problème au niveau des reins, des glandes surrénales ou de la thyroïde.

L'hypertension artérielle a peu de symptômes apparents bien spécifiques, sa découverte est souvent fortuite lors des visites médicales.

Elle peut néanmoins provoquer des maux de tête, des vertiges, des bourdonnements d'oreilles, des troubles de la vision et des saignements de nez. L'apparition de ces signes peut alerter la personne pour consulter un médecin et être prise en charge rapidement. Une hypertension artérielle non traitée peut malheureusement provoquer d'importantes complications, et même le décès de la personne dans les cas les plus graves.

4. Les facteurs de risque de l'hypertension artérielle

Les facteurs de risque de l'hypertension artérielle dépendent des conditions de vie de la personne (hygiène de vie et diététique), mais aussi de ses antécédents médicaux et de son patrimoine génétique.

Plus la personne cumule les facteurs de risque, plus elle favorise l'apparition de l'hypertension artérielle.

Les facteurs hygiéno-diététiques susceptibles d'entraîner une hypertension artérielle sont :

- Le stress.
- Le surpoids.
- Le manque d'activité physique ou sédentarité.
- La consommation de tabac.
- La consommation d'alcool.
- Une importante consommation de sel.

Le stress provoque notamment une libération d'adrénaline, hormone entraînant une augmentation de la fréquence cardiaque (nombre de battements par minute). Le cœur va battre plus rapidement, ce qui va augmenter la pression artérielle.

Il est important de noter que le sel a pour propriété d'attirer l'eau au niveau des vaisseaux sanguins, ce qui augmente le volume du sang et par conséquent provoque une hausse de la tension artérielle.

Certaines maladies, comme le diabète ou l'obésité, favorisent également l'hypertension artérielle.

De même que la prise régulière de différents types de traitements à base :

- D'estrogènes (pilules contraceptives, traitement hormonal de substitution en cas de ménopause).
- De vasoconstricteurs (pour dégager les fosses nasales lors d'un rhume comme la pseudo-éphédrine).
- D'AINS, anti-inflammatoires non stéroïdiens (ibuprofène, diclofenac par voie orale…).
- De glucocorticoïdes ou corticoïdes (cortisone, prédnisone…) prescrits en cas d'inflammation.

5. Les complications de l'hypertension artérielle

L'hypertension artérielle est une maladie chronique, elle va accompagner la personne tout au long de sa vie.

Il ne faut absolument pas la négliger, car elle peut provoquer de nombreux dégâts, notamment au niveau des organes vitaux.

Lorsqu'une hypertension artérielle n'est pas correctement traitée, elle peut entraîner :

- Un AVC (accident vasculaire cérébral). Il se produit lorsque le sang s'arrête de circuler correctement dans le cerveau. Les cellules de la zone concernée vont être privées d'oxygène et d'éléments nutritifs, entraînant leur mort et des détériorations des fonctions cérébrales. La gravité de l'AVC dépend de la localisation des cellules affectées, mais aussi de leur quantité.
- Un infarctus du myocarde (arrêt de la bonne circulation du sang au niveau du cœur, provoquant une privation des cellules cardiaques en oxygène et en éléments nutritifs, ce qui conduit à leur mort et à la perte de l'activité d'une partie du cœur).
- Des problèmes rénaux.
- Une lésion de la rétine (membrane située au fond de l'œil, elle a pour rôle de recevoir les informations et de les transmettre au cerveau via le nerf optique), conduisant à la cécité (perte de la vue) dans les cas les plus graves.

- Chez la femme enceinte, un décollement du placenta, des problèmes de coagulation sanguine (ensemble des réactions ayant pour but la mise en place d'un caillot lors de la rupture d'un vaisseau sanguin suite à une coupure par exemple).

Il faut être très prudent, car certains traitements donnés pour l'hypertension artérielle sont déconseillés, voire contre-indiqués, chez la femme enceinte.

6. Le diagnostic de l'hypertension artérielle

Le diagnostic repose principalement sur la mesure de la pression artérielle à différents moments de la journée via un tensiomètre placé au bras ou au poignet du patient.

Pour avoir une mesure efficace, il faut que la personne se repose 15 minutes avant de prendre sa tension.

Si la pression artérielle est supérieure à 140/90 mmHg à plusieurs reprises aux différents moments de la journée, lors de 2 consultations sur 3 espacées de 3 à 6 mois, il s'agit d'une hypertension artérielle.

Il faut tout de même prendre en compte l'effet « blouse blanche » : c'est une augmentation de la pression artérielle due au stress de la consultation médicale. Il est donc souvent recommandé de mesurer sa tension artérielle en dehors de ce contexte (à la pharmacie ou à domicile) pour avoir des mesures optimales afin de poser le diagnostic.

7. Les traitements de l'hypertension artérielle

Le premier traitement indispensable de l'hypertension artérielle est le respect des règles hygiéno-diététiques, c'est-à-dire :

- Limiter et arrêter la consommation de tabac.
- Limiter puis arrêter la consommation d'alcool.
- Avoir une activité physique régulière et adaptée à la personne, comme 30 minutes de marche par jour ou une activité physique intense de 45 minutes, 3 fois par semaine. Si jamais un essoufflement, des palpitations, une douleur importante surgissent au niveau de la poitrine au cours de l'effort, il faut tout de suite arrêter l'effort et consulter un médecin en extrême urgence.

- Contrôler et limiter son stress au maximum via des méthodes de relaxation, du yoga, de la méditation...

- Limiter sa consommation de sel à 5 g maximum par jour (une baguette de pain contient en moyenne 5 à 6 g de sel) et faire très attention au sel caché dans les plats cuisinés ainsi que dans les produits industriels, 2,4 g de sodium (Na) correspond à 1 g de sel (NaCl).

- Avoir une alimentation équilibrée et variée en respectant la pyramide alimentaire, c'est-à-dire réduire sa consommation d'aliments riches en sucres rapides qui favorisent la prise de poids (sodas, gâteaux, barres chocolatées...). Se nourrir principalement de fruits et légumes (au moins 3 légumes et 2 fruits par jour), mais aussi de légumes secs comme les lentilles, les haricots, les pois chiches (au moins 2 fois par semaine) ainsi que les féculents complets (plus riche en fibres) à chaque repas (pâtes, riz...). Remplacer la viande par le poisson au moins 2 fois par semaine, dont un poisson gras (sardine, maquereau, hareng, saumon), et limiter la consommation de viande à 500 g par semaine (équivalent à 3 ou 4 steaks), sauf la volaille autorisée 1 à 2 fois par jour en alternance avec les œufs et les légumes secs. Privilégiez l'utilisation des huiles de colza, de noix et d'olive riches en oméga-3 (acides gras ayant un effet de protecteur cardiovasculaire). Il est très important de réduire sa consommation de produits riches en matières grasses et en sel, comme la charcuterie.

- Boire 1,5 à 2 l d'eau par jour en faisant attention aux eaux riches en sodium (Quézac, Vichy…).

- Limiter sa consommation de boissons à base de caféine (café, thé…).

Les traitements médicamenteux consistent à maintenir la pression artérielle à une valeur normale, c'est-à-dire 120/70 mmHg, afin de limiter le risque d'apparition d'éventuelles complications.

La prescription médicale se fait en fonction de la sévérité de l'hypertension artérielle, des antécédents du patient ainsi que de ses facteurs de risque :

- L'âge : homme > 50 ans / femme > 60 ans.

- Les antécédents familiaux : infarctus ou mort subite chez un parent de premier degré, AVC avant 45 ans.
- Consommation de tabac.
- Présence d'un diabète.
- Un taux de cholestérol LDL> 1,60 g/l ou HDL< 0,40 g/l.
- Consommation importante d'alcool.
- Sédentarité (manque de sport).
- Surpoids, obésité abdominale.

Le traitement doit être adapté au patient, son efficacité se manifeste au bout de 4 à 6 semaines.

Une fois que le patient a été pris en charge, le suivi permet d'évaluer :

- L'état du patient.
- L'efficacité du traitement en fonction de l'observance (prise correcte des médicaments par le patient sans oubli).
- La survenue d'éventuels effets secondaires liés aux médicaments.
- Le contrôle du risque d'apparition des complications.

La consultation médicale est recommandée tous les 3 à 4 mois.

Il est également conseillé au patient de contrôler lui-même (autocontrôle) sa tension artérielle au moins 2 fois par semaine via un tensiomètre en pharmacie ou à domicile.

La pression artérielle étant la force qu'exerce le sang sur la paroi des vaisseaux sanguins, elle dépend de plusieurs paramètres :

- La fréquence cardiaque, c'est-à-dire le nombre de battements du cœur par minute. Plus le cœur bat rapidement, plus la pression artérielle va augmenter.

- Du volume sanguin. Plus le volume sanguin sera important, plus la pression va augmenter au niveau des artères.

- La surface de circulation du sang. Plus les artères seront dilatées, plus le sang aura de la place pour circuler, et moins la pression artérielle augmentera.

Les reins jouent aussi un rôle dans l'augmentation de la pression artérielle. Il libère une hormone appelée l'angiotensine 2 qui entraîne une hausse de la tension artérielle.

Les médicaments prescrits pour traiter l'hypertension artérielle sont classés en plusieurs groupes en fonction de leur mode d'action sur les différents paramètres responsables d'une augmentation de la pression artérielle.

Lorsqu'une hypertension artérielle est diagnostiquée chez un patient ayant peu de facteurs de risque cardiovasculaire, le premier traitement mis en place est généralement un diurétique.

Ces médicaments ont pour principale action de réduire le volume de sang qui circule au niveau des artères, ce qui empêche l'augmentation de la pression artérielle.

Il existe plusieurs types de diurétiques en fonction de leurs activités sur les reins :

- Les diurétiques de l'ANSE, comme le furosémide. Ils vont favoriser l'élimination de l'eau, mais aussi du sodium et du potassium, ce qui diminue la pression artérielle.
- Les diurétiques thiazidiques, comme l'hydrochlorothiazide. Ils augmentent l'élimination de l'eau, du sodium et du potassium.

- Les épargneurs potassiques, tels que la spironolactone. Ils favorisent l'élimination de l'eau et du sodium, mais épargnent le potassium.

Les effets secondaires de ces médicaments découlent de leur activité. Ils entraînent une augmentation du volume des urines.

Les diurétiques de l'ANSE ainsi que les thiazidiques peuvent également provoquer une réduction du taux de potassium, une augmentation de la glycémie (taux de sucre dans le sang) et du taux d'acide urique (substance éliminée par les reins, provenant de la dégradation des cellules lors du renouvellement cellulaire ainsi que de la consommation des aliments d'origine animale ou végétale).

Il est important de savoir que certains diurétiques de la famille des thiazidiques, en particulier l'hydrochlorothiazide, peuvent entraîner des problèmes de peau lors d'une exposition aux rayons du soleil et ultraviolets. Il serait aussi impliqué dans la survenue d'un type de cancer de la peau à évolution lente. Il faut donc être très vigilant et informer le médecin sur les différentes éruptions qui pourraient apparaître au niveau de la peau lors de la prise de ce type de médicament.

Les épargneurs potassiques peuvent à l'inverse entraîner une hausse du taux de potassium comme effet secondaire.

Il est conseillé de prendre le diurétique le matin après le petit-déjeuner avec un grand verre d'eau afin d'éviter les réveils successifs au cours de la nuit pour aller uriner.

Les médicaments de seconde classe, le plus souvent prescrits en cas d'hypertension artérielle, sont les bêtabloquants tels que le bisoprolol ou l'aténolol.

Ces médicaments ont pour action de réduire le travail du cœur. Ils empêchent une augmentation importante de la fréquence cardiaque et de la force de contraction du cœur, ce qui diminue la pression artérielle.

L'efficacité de cette classe de médicaments a été largement prouvée sur le long terme.

Ils sont généralement prescrits aux patients présentant une hypertension artérielle avec des antécédents d'infarctus du myocarde, d'angine de poitrine appelée aussi angor (douleur thoracique survenant suite à un effort ou à un stress important, elle est due à une mauvaise irrigation des artères cardiaques, ce qui limite l'apport du cœur en oxygène).

Certains patients ayant une fréquence cardiaque trop rapide au repos sont également traités par des bêtabloquants.

Les principaux effets secondaires de ces traitements sont une sensation de fatigue, des pieds et mains froids aux extrémités, des troubles du sommeil, des problèmes digestifs, des troubles de l'érection quelquefois.

Les médicaments antihypertenseurs de troisième classe sont les inhibiteurs calciques. Ils sont classés en deux groupes :

- Les inhibiteurs calciques agissant sur le cœur, comme le diltiazem ou le vérapamil. Ils réduisent la force de contraction du cœur, ce qui diminue la pression artérielle.

- Les inhibiteurs calciques agissant sur les vaisseaux sanguins, tels que l'amlodipine, empêchent la vasoconstriction et favorisent donc le relâchement des artères. Le sang a alors assez de place pour circuler dans les vaisseaux sanguins, ce qui réduit la pression artérielle.

Ces médicaments peuvent entraîner une rougeur de la face et des œdèmes au niveau des membres inférieurs (pieds gonflés).

Les médicaments de quatrième classe prescrits pour contrôler la pression artérielle sont des molécules qui vont avoir une action au niveau des reins. Elles vont bloquer la libération ou l'action d'une hormone appelée angiotensine 2 qui entraîne une hausse de la pression artérielle.

Il y a :

- Les inhibiteurs de l'enzyme de conversion ou IEC tels que l'énalapril ou le captopril. Ces médicaments bloquent la production de l'angiotensine. Ils peuvent provoquer une toux sèche comme effet secondaire à signaler au médecin si elle se présente.

- Les antagonistes de l'angiotensine 2, ou ARA2, comme le losartan (un antagoniste est une substance capable de bloquer l'action d'une autre substance).

Ces médicaments peuvent favoriser l'apparition de problèmes rénaux chez certains patients à risque, de même que l'apparition de diarrhées fréquentes, entraînant une perte de poids anormale. Si jamais cet effet secondaire se présente, il faudra en informer le médecin le plus rapidement possible.

Il est impératif de savoir que la plupart de ces traitements ne sont pas utilisables chez la femme enceinte. Tout projet de grossesse devra être signalé au médecin afin de remplacer les traitements et d'éviter les complications. Il existe des médicaments dits d'action centrale (action au niveau du cerveau), comme la méthyldopa, pouvant être prescrits aux femmes enceintes pour contrôler leur hypertension artérielle.

Cette molécule peut provoquer comme effet secondaire une fatigue intense, et un risque de dépression chez certaines femmes enceintes.

Pour améliorer l'observance des patients et faciliter la prise des médicaments, certaines molécules peuvent être associées dans un même comprimé.

8. Les compléments alimentaires et la phytothérapie dans l'hypertension artérielle

Dans le cadre de l'hypertension artérielle, la prise de compléments alimentaires n'a qu'une action préventive. Elle ne peut pas remplacer un traitement médicamenteux lorsque la maladie est diagnostiquée.

La plupart de ces produits peuvent jouer sur l'augmentation du taux de cholestérol LDL qui est un facteur de risque de maladies cardiovasculaires.

Certains compléments alimentaires permettent de fluidifier le sang afin de faciliter sa circulation au sein des artères.

Il faut tout de même noter que, pour avoir un minimum de bénéfice, les substances contenues dans ces compléments alimentaires, comme les oméga-3, doivent être présentes en une quantité minimale.

La consommation de potassium en excès peut provoquer des interactions médicamenteuses et des troubles importants du rythme cardiaque pouvant conduire au décès du patient dans les cas les plus graves. Il ne faut donc absolument pas prendre du potassium en dehors de son alimentation, ou des compléments à bases de vitamines, oligo-éléments, minéraux, sans avis et surveillance médicale.

Du fait des interactions et des différents risques que peut entraîner la prise des compléments alimentaires chez les personnes souffrant d'hypertension artérielle, il est impératif de demander l'avis de son médecin ou pharmacien avant de prendre ce type de produits.

En ce qui concerne la phytothérapie, certaines plantes contenant une importante quantité de fibres, comme l'avoine ou le psyllium, permettraient d'avoir une action de protection cardiovasculaire.

Comme les compléments alimentaires, ces plantes peuvent interagir avec d'autres types de traitement. Il est donc impératif de demander l'avis du médecin ou de son pharmacien en précisant l'ensemble de ses traitements avant d'en consommer.

Conclusion

L'hypertension artérielle est une maladie chronique qu'il ne faut absolument pas négliger du fait des nombreuses complications et pour certaines irréversibles qu'elle peut provoquer.

Il est très important que la maladie soit diagnostiquée et prise en charge rapidement.

L'association du respect des règles hygiéno-diététiques et des différents traitements a montré son efficacité sur le long cours. Elle permet de maintenir la pression artérielle à une valeur normale et limite ainsi le risque d'apparition des complications.

Références bibliographiques

MARASHI, Noura (2017). *Je réponds à vos questions*, tome 1. Paris : Books on Demand, 111 p. Collection : Pharmaquiz

DOROSZ, Philippe. *Guide pratique des médicaments. 27ᵉ édition*. Malone. 2007, 1893 p.

EurekaSanté par Vidal, l'hypertension artérielle [en ligne]. Vidal, 2009-20018. Consulté le 2 mars 2019. Disponible sur : https://eurekasante.vidal.fr/

Chaîne YouTube Pharmaquiz [en ligne]. YouTube, 2013. Consulté le 7 mars 2019. Disponible sur : https://www.youtube.com/channel/UC3CzlCm-0Yh7-1YM6K2SfVg

© 2019, Marashi, Noura
Edition : Books on Demand,
12/14 rond-Point des Champs-Elysées, 75008 Paris
Impression : BoD - Books on Demand, Norderstedt, Allemagne
ISBN : 9782322037766
Dépôt légal : août 2019

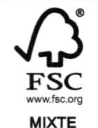